疑心疑鬼
行为怪异的人

精神分裂症自查、防治科普手册

王学义　安翠霞　主编

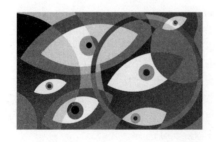

河北科学技术出版社

·石家庄·

图书在版编目（CIP）数据

疑心疑鬼　行为怪异的人 / 王学义，安翠霞主编
. -- 石家庄：河北科学技术出版社，2023.9
ISBN 978-7-5717-1609-7

Ⅰ.①疑… Ⅱ.①王… ②安… Ⅲ.①精神病－防治
－普及读物 Ⅳ.① R749-49

中国国家版本馆 CIP 数据核字 (2023) 第 098244 号

疑心疑鬼　行为怪异的人
YIXIN YIGUI XINGWEI GUAIYI DE REN

王学义　安翠霞　主编

选题策划：	北京兴盛乐书刊发行有限责任公司
责任编辑：	李　虎
责任校对：	徐艳硕
美术编辑：	张　帆
封面设计：	李爱雪
排版设计：	刘　艳
出版发行：	河北科学技术出版社
地　　址：	石家庄市友谊北大街 330 号（邮编：050061）
印　　刷：	固安县保利达印务有限公司
经　　销：	全国新华书店
开　　本：	787mm×1092mm　　1/32
印　　张：	4.5
字　　数：	51 千字
版　　次：	2023 年 9 月第 1 版
印　　次：	2023 年 9 月第 1 次印刷
书　　号：	978-7-5717-1609-7
定　　价：	36.00 元

前 言

在从事精神卫生工作这么多年的临床实践中，我们发现普通人群、患者和家属对于精神疾病存在知之甚少的问题，而这会影响治疗的配合程度。所谓"知己知彼，百战不殆"，精神疾病是医生、患者和家属共同的敌人，只有了解它，才能做到有的放矢，科学防治。这是一个长期的作战过程，对精神疾病的了解程度、治疗配合程度也会影响患者的治疗结局。在所有精神疾病中，精神分裂症是个很特殊的疾病，因为其名称自身就会让人浮想联翩，认为得这种病之后就是"脑分裂"状态，所以不像抑郁症、焦虑症等容易公开讨论。精神分裂症的家属或患者在心理上会抵触、回避或不承认有病，谈之色变，存在耻感和被污名化，或者竭力搜取相关资料，到处寻找诊疗方法。所以，我们萌生编写一个小册子的想法，把临床上经常遇到、家属提出的有助于普通老百姓了解这个疾病的一些内容，以及对该病的一些常见认识误区等，以问答的形式呈现出来，可以帮助读者直接找到感兴趣的问题，寻找答案。

本书内容包括精神分裂症诊断、治疗、康复过程中的常见问题，如精神分裂症发病原因、高发人群、如何早期发现、如何治疗、康复后会不会复发、抗精神病药是不是激素、长期服药会不会变傻等。比如"服药会不会变傻"这个问题，是好多患者、家属所担心的。对这个问题不能正确理解，他们就会减药或终止治疗。其实精神分裂症本身是神经发育性障碍，大脑神经细胞已有损害，服药治疗可以使脑损害减轻。之所以服药后看起来呆呆傻傻，这和药物对运动系统产生的副作用有关，可能导致大家误认为药物损害大脑。实际上，运动的副作用在停药以及减量后都可以消失，所以仅仅是暂时现象，而并非大脑的长期损害；而且坚持药物治疗可以预防复发、提高生活质量并恢复社会功能。再比如"症状消失还用继续服药吗"，大家对疾病的认识还停留在"症状没了就是好了，就不需要服药了"。但是精神分裂症是个反复发作的疾病，需要全病程治疗，包括急性期、巩固期和维持治疗期。这一切都是为了预防复发，毕竟每发作一次，脑损害加重一次，职业功能和生活料理功能就会显著下降，最终走向精神衰退。总之，这些疑惑是患者和家属最想了解的知识，所以我们把它们汇编成册，希望能帮到需要帮助的人。

　　本书的内容可能还不够详细，不可能全面满足读者想了解的问题。未能解决的问题，读者可以咨询精神卫生相关专业人员。总之，尽可能多了解相关精神卫生常识，肯定是百利而无一害！

　　本书的出版得益于河北省心理卫生学会和河北省科学技术协会的大力支持，在此一并致谢！

王学义　安翠霞

2022年12月

contents

目　录

Part1

第一部分　什么是精神分裂症

1

精神分裂症是什么？

　　精神分裂症是一种神经发育性障碍，早期表现很难识别，通常发生在青少年期或儿童期，如社交退缩、生活懒散、性格改变、情绪不稳定、学习成绩下降等，随后进入到症状活跃期，疑神疑鬼、幻觉妄想、行为怪异、冲动伤人等。少数患者经过治疗得到缓解，大部分反复发作，如果不经系统治疗，最后会走向精神衰退，社会功能下降或丧失。目前该病的发生原因不明，可能与以下因素有关：遗传易感性、孕期宫内环境紊乱、神经细胞和突触连接修剪发育异常、神经生化异常以及生命周期过程中心理社会因素的影响。

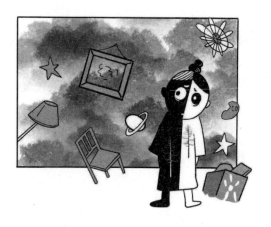

2

精神分裂症症状有哪些?

一般精神分裂症的临床表现分为5维症状。

（1）阳性症状：妄想（一些异常的思维内容，与现实不符，但是患者坚信不疑，比如坚信有人议论自己、有人迫害自己、有人跟踪自己等）、幻听等。

（2）阴性症状：不讲卫生、被动懒散、孤僻、注意力不集中、思维贫乏、情感淡漠、意志低下、无任何要求等。

（3）认知症状：注意力、记忆力、执行力等受损，除此之外，社会认知也受损，不能对他人的情绪状态、行为动机、意向等做出正确的推测与判断。

（4）行为症状：有突然、无目的的冲动，愚蠢、幼稚的作态行为，如自言自语、行为怪异、兴奋躁动、伤人毁物等。

（5）情感症状：情感不协调，忽哭忽笑，抑郁、焦虑、恐惧、愤怒等情绪也不少见。

3

精神分裂症的发生原因是什么？

目前详细病因仍不明，可能与下列因素有关。

（1）遗传因素：本病患者近亲中的患病风险较一般人群高数倍，血缘关系越密切，患病率越高。通过孪生子的研究发现，单卵双生子（同卵双生子）的同病率为40%～50%，比双卵双生子（异卵双生子）高4～6倍，表明本病受遗传因素影响。

（2）神经生化异常：研究表明，某些中枢神经递质在调节和保持正常精神活动中起着重要作用，其中多巴胺功能在本病患者不同脑区出现紊乱。近年来，我们认为精神分裂症也与5-羟色胺的功能异常有关。

（3）大脑结构异常：精神分裂症患者脑CT和核磁共振研究发现，约1/4的患者有轻度脑萎缩的现象，脑室扩大、脑沟增宽等。

（4）炎性反应：某些证据表明，感染和免疫功能异常与精神分裂症的发生、发展有一定关系，抗炎药物有时会改善精神分裂症的部分症状。

（5）肠道微生态功能紊乱：有研究显示精神分裂症患者的肠道菌群及其代谢产物异常。

（6）心理及社会环境因素：大多数精神分裂症患者的病前性格为内向、孤僻、敏感多疑等。

许多患者在发病前有某些生活事件，如离异、失恋、重大财产损失、升学受挫等。

另外，国内外的许多研究表明贫困阶层的患病率较高，可能与这部分人群的生活和精神压力较大有关。

4

精神分裂症的高发人群有哪些？

（1）具有精神分裂症的家族遗传基因者。

（2）青壮年人群。

（3）性格孤僻、胆小、多疑、遇事犹豫、好思考、拘谨、兴趣缺乏的人。

（4）做事固执、缺乏弹性心理的人。

（5）长期有精神压力和缺乏社会支持的人。

5

精神分裂症有什么危害？

（1）易造成自伤或伤害他人。

（2）部分患者有自杀倾向和行为。

（3）易引发其他疾病，发展成物质使用和依赖、心身疾病（如糖尿病、高血压、心脏疾病和脑血管疾病等）的概率也高于常人。

（4）反复发作和住院给家庭造成沉重的生活和经济负担。

（5）降低生活质量和损害功能，影响社会和家庭的稳定与和谐。

6

精神分裂症与抑郁症有什么区别?

精神分裂症以认知、情感、意志行为紊乱,以及与周围环境不协调为主要特征,主要表现为幻觉妄想、情感淡漠、意志低下、行为怪异、无自知力等症状。

抑郁症属于原发心境障碍,是一组与生物、心理、社会因素密切相关的精神障碍,临床以情绪低落、兴趣下降、快感缺失为核心症状。一般情绪低落持续2周或数月、数年。抑郁情绪不是其他原因所致，如物质使用障碍（酒精等）和器质性疾病（脑病或身体疾病）。

前者以思维障碍为主，后者以情感障碍为主，两者有着本质的区别。精神分裂症在不同时期可伴有抑郁情绪；而抑郁症患者也可伴有精神病性症状。临床上应全面评估并区别这两种疾病，二者的治疗和预后不同。

7

为何精神疾病患者越来越多？

（1）随着生活方式的变化，人们的学习、工作压力加大，由此产生许多社会心理问题。

（2）几种主要的功能性精神疾病，如精神分裂症、双相障碍、抑郁症等，识别率和治愈率低，复发率高。

（3）酒精滥用、酒精依赖和酒精中毒所致精神障碍患者不断增加。

（4）环境污染、食品卫生、营养不良、自

然灾害、精神创伤等也是精神疾病发生的危险因素。

（5）毒品及精神类药物误用也会引发精神障碍。

（6）交通事故等意外事件导致器质性精神障碍增加。

8

儿童也会患精神分裂症吗?

儿童精神分裂症也很常见，多有独特的语言表达方式，或离奇古怪的行为，如长时间保持某种姿势不变、终日睡卧、不食不语、情绪不稳定、兴奋躁动、无语言交流等。因为儿童的语言、发育等相关问题难以向本人评估和诊断，所以需要父母配合提供详细的病史和成长发育史。

9

精神分裂症有遗传性吗？

国内外家系调查资料表明，精神分裂症患者近亲中的患病率较一般人群要高几倍，血缘关系越密切，同病的发生率越高。由于精神分裂症属于病因复杂、多基因遗传性疾病，除了遗传因素之外，后天的环境因素如社会心理因素、精神创伤、生活事件等，也在发病中起着一定作用。

Part2

第二部分

精神分裂有哪些表现

1

精神分裂症的早期表现是什么？

　　早期出现孤僻、少语、不合群、做事心不在焉、学习成绩下降、工作不负责任、兴趣索然、生活懒散等表现，甚至连个人卫生和起居都需要别人督促。也有的患者表现为敏感多疑、情绪不稳定、好发脾气，有时会发呆、自言自语、独自发笑等，性格发生改变。不少患者有头昏、头痛、失眠、多梦、精神萎靡、周身不适等，早期也可表现为情绪不好、焦虑紧张等，类似于抑郁焦虑症候群。甚至有的患者怀疑自己患有某种不治之症，到处就医检查但找不到病因。

如果有上述症状应及时到精神科就诊，进行评估，鉴别诊断，做到早发现、早治疗，以免漏诊或误诊，导致病情延误。

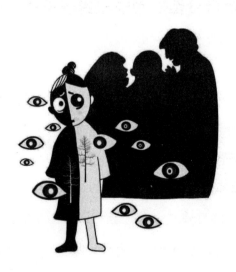

2

精神分裂症的临床表现是什么？

（1）感知觉障碍：精神分裂症最常见的感知觉障碍是幻觉，以幻听最为常见，听到声音在侮辱、谩骂自己等。

（2）思维障碍：是精神分裂症的核心症状，主要表现为思维内容（关系妄想、被害妄想、被跟踪、被监控感等）、思维形式（逻辑倒错）和联想障碍（思维散漫、说话无中心）。

（3）情感障碍：主要表现为情感迟钝或淡

漠，对人冷漠，缺乏正常人的关怀与交流，甚至出现情感倒错。抑郁与焦虑情绪在精神分裂症患者各个阶段也很常见。抑郁症状在精神分裂症患者中出现率约为25%～50%，甚至更高，多见于精神分裂症的急性期和缓解期，这也是精神分裂症患者自杀原因之一。

（4）意志与行为障碍：主要表现为意志缺乏，活动减少、被动接触、生活懒散、不讲卫生、孤僻、不合群、脱离现实等。患者也可出现攻击冲动、兴奋躁动、伤人毁物、怪异行为、幼稚和自杀行为。

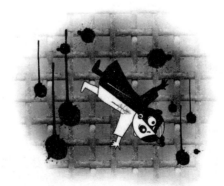

3

精神分裂症的思维障碍表现
是什么？

（1）思维联想障碍：精神分裂症主要表现在联想结构和联想自主性方面的障碍。

联想结构障碍主要指思维散漫和思维破裂。思维散漫是思维联想结构不紧凑以及联想主题不突出。患者无论在口头还是书面表达时，内容间以及段落间缺乏必然的联系，给人的印象是"东拉西扯"，中心内容不突出，使人不易理解他（她）到底想要表达什么问题。思维破裂是句与句之间缺乏逻辑关系。患者的讲话和书写内容每句话可以理解，但每个句子之间无联系，杂乱无章，甚至可以呈现出"语词杂拌"的现象，他人很难理解。

联想自主性障碍包括思维中断、思维插入、思维被夺走等。说话时突然中断或好像某些思维插入大脑中或思维被拿走了。部分患者表现为思维贫乏，觉得脑子里没有什么内容和词汇，交谈时言语少，内容单调，词穷句短，在回答问题时非常简短，多为"是""不是"。

（2）思维逻辑障碍：精神分裂症常见的思维逻辑障碍有病理性象征性思维（患者使用普通的语句、符号甚至动作来表达某些特殊的意义，只有患者本人才能说出含义），如说别人狡猾时把"抱着暖气片的行为解释为工人阶级硬骨头"；语词新作（创造新词或符号，赋予特殊的意义），如"％"代表"离婚"等。

（3）妄想：妄想性知觉、妄想性心境和妄想性记忆是精神分裂症特征的妄想。所谓妄想性知觉、妄想性心境和妄想性记忆是患者对其知觉、心境和记忆给予妄想性解释。最常见的妄想有被害妄想、关系妄想、嫉妒妄想、夸大妄想、非血统妄想等。具有诊断意义的妄想有影响妄想、被控制感、被洞悉感、思维扩散、思维被广播等。

（4）被动体验：精神分裂症患者常会出现精神与躯体活动自主性方面的问题。患者感到自己的躯体运动、思维活动、情感活动、冲动都是受人控制的，有一种被强加的被动体验，常常描述为思维和行动身不由己。被动体验常常与被害妄想联系起来。患者对这种完全陌生的被动体验赋予种种妄想性解释，如"受到某种射线影响""被骗服了某种药物""身上被安装了某些仪器或芯片"等。

4

精神分裂症的认知功能损害表现
是什么？

认知功能损害是精神分裂症常见的症状，主要表现在以下方面。

（1）注意障碍：包括听觉和视觉注意下降，表现为信息加工速度差和注意困难。

（2）记忆障碍：大多数患者存在一定程度的记忆损害，如学习和工作记忆受损。涉及记忆系统的各个组成部分。

（3）抽象思维障碍：主要表现为概括障碍，判断、推理和执行功能障碍，如解决问题的决策能力、计划和组织能力出现障碍。

（4）信息整合障碍：精神分裂症患者不能充分地利用原有的知识去快速信息加工。信息整合障碍主要包括视觉—听觉整合障碍，视觉—运动觉整合障碍，视觉—听觉—运动觉整合障碍，现实信息与过去信息的综合加工过程紊乱。比如，一个学生精神病症状恢复了，但学习功能如注意力和记忆力未能完全恢复，所以无法去正常上学。

（5）社会认知受损：对他人的表情、性格以及行为原因的认知出现问题。不能正确理解与考量他人的表情，不能根据环境中的社会信息形成对他人或事物的评论。

5

精神分裂症的注意障碍表现 是什么?

（1）注意分散：患者易受许多无关信息刺激导致注意集中困难，这意味着患者很容易从正在做的事情上转移到另外的无关的事物上。其主动注意明显减弱，导致学习工作难以胜任和完成。

（2）注意专注与转移困难：有些患者过度关注原有信息，而难以将注意力转移到新的事物上。

（3）觉醒度降低：对外界刺激反应迟钝或能力下降。

6

精神分裂症最终会出现哪些结局？

对本人：工作、学习能力受损；生活质量低下，没有朋友，没有工作或不能上学。

对家人：增加心理及经济负担；每天提心吊胆，恐怕发生不良事件和意外事件。

对社会：受精神病症状的影响，可能会出现冲动攻击、伤人毁物、危害社会的犯罪行为。

7

精神分裂症需要进行哪些检查?

为排除器质性疾病和共病躯体疾病所致精神障碍或治疗前，需要做血常规、肝肾功能、血糖血脂、甲状腺功能、心电图、超声波、脑电图、脑CT或核磁共振和神经心理测验等，必要时做脑脊液检查。当然，最好是进行综合医院各学科精神联络会诊。

8

精神分裂症如何诊断?

目前临床上诊断精神分裂症主要通过精神状况检查，详细采集病史包括病程、个性特征、家族史、临床典型症状、自知力、社会功能损害程度与治疗反应等特点，进行神经心理测验评估，按照国际通用的症状标准、病程标准、严重程度标准、排除标准做出诊断。目前没有客观的诊断工具和生物学标记物确诊。

9

精神分裂症的诊断标准是什么？

美国DSM-5精神分裂症诊断标准。

A. 存在2项（或更多）下列症状，每一项均存在1个月以上，其中至少一项必须是（1）、（2）或（3）。

（1）妄想；

（2）幻觉；

（3）言语紊乱（如频繁地说话离题或不

连贯）；

（4）明显紊乱的或紧张症的行为；

（5）阴性症状（即情绪表达减少或动力缺乏）。

B. 自障碍发生以来的明显时间段内，1个或更多重要方面的功能水平，如工作、人际关系或自我照料，明显低于该障碍发生前的水平（当该障碍发生于儿童期或青少年时，则人际关系、学业或职业功能未能达到预期的发展水平）。

C. 该障碍的征象至少持续6个月。此6月应包括至少1个月（如经成功的治疗，则时间可以更短）符合诊断标准A的症状（即活动期症状），可包括前驱期或残留期症状。在前驱期或残留期中，该障碍的表现仅有阴性症状或轻微的A条所列的2项或更多的症状（例如，奇特的信念、不寻常的知觉体验）。

D. 已排除分裂情感障碍、抑郁或双相障碍伴精神病性特征，因为：①没有与活动期症状同时出现的重性抑郁或躁狂发作；②如果心境发作出现在症状活动期，则仅在本病的活动期和残留期整个病程的小部分时间存在。

E. 该障碍不能归因于某种物质（例如，滥用的毒品、药物）的生理效应或其他躯体疾病。

F. 如有孤独症（自闭症）谱系障碍或儿童期发生交流障碍的病史，除了精神分裂症的其他症状外，还需有显著的妄想或幻觉，且存在至少1个月（如经成功治疗，则时间可以更短），才能作出精神分裂症的额外诊断。

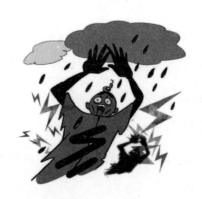

10

精神分裂症经常与哪些疾病混淆?

（1）躁狂发作和抑郁发作：躁狂或抑郁发作均可出现如幻觉、妄想等精神病性症状，但幻觉妄想症状通常不系统、不固定，随情绪症状的变化而消长，间歇期功能相对正常。

（2）躯体疾病所致精神障碍：许多躯体疾病可出现各种精神症状，如幻觉、妄想以及情感、行为障碍等。但是躯体疾病所致精神障碍可发现躯体病理性体征和实验室相关检查阳性结果，可以加以鉴别，也可以存在共病现象。

（3）脑器质性精神障碍：许多中枢神经系统病变可以出现各种精神症状，如自身免疫性脑炎、脑卒中、帕金森病、癫痫、脑外伤、物质使用障碍等。起病时可见精神病症状，或疾病过程中伴发精神症状，应注意与精神分裂症不同时期表现加以鉴别。

（4）急性应激障碍：急性应激障碍是以强烈的精神创伤作为直接原因，在受刺激后立刻发病，主要表现为强烈恐惧体验的精神运动性兴奋，行为有一定的盲目性。部分患者伴有意识模糊，或麻木不仁、呆若木鸡，没有任何情感反应，表现为分离障碍。症状一般持续1个月。大部分自愈，有的发展为创伤后应激障碍。部分精神分裂症患者在精神创伤下也可发病，但创伤与精神症状无联系，病程持续、迁延，一般无意识障碍，有明显的思维障碍、情感淡漠、意志缺乏等特征，可资鉴别。

11

精神分裂症与躯体疾病所致精神障碍有什么区别?

许多躯体疾病在疾病发作或发展过程中均可出现各种精神症状,如思维联想障碍、幻觉、妄想、兴奋躁动以及行为障碍等。有的躯体疾病开始于某些精神症状,躯体症状不明显,给确诊带来困难。鉴别要点如下。

(1)躯体疾病也可以出现精神病性症状,应该全面评估。

（2）各种躯体疾病存在相应的临床症状、体征和实验室检查等方面的证据，应注意收集并进行整合评估。

（3）躯体疾病在起病形式和病程方面的特点，如意识障碍（如意识朦胧和谵妄状态），起病急，症状有昼轻夜重、不固定、不系统、无规律的表现。精神分裂症一般无意识障碍。

（4）躯体疾病的躯体症状和精神症状有平行关系。精神症状随躯体疾病的加重而加重，随躯体疾病的缓解而缓解。当躯体疾病得到控制、减轻或痊愈以后，精神症状随之减轻或消失。

12

精神分裂症与脑器质性精神障碍
有什么区别？

　　许多中枢神经系统病变可出现各种精神症状，鉴别要点如下。

　　（1）首先应该考虑中枢神经系统病变的可能性，如痴呆、脑炎、脑外伤、癫痫、帕金森病等。

　　（2）脑器质性损害的症状、体征和实验室检查存在一定相关性，如意识障碍、智能障碍、记忆障碍、神经系统的异常体征以及脑影像学（CT、MRI）、血常规、脑脊液常规和生化、脑电生理（脑电图、脑地形图）等方面的异常。

（3）脑器质性病变所出现的精神症状随着脑病的加重而加重，当中枢神经系统病变缓解或痊愈后，精神症状也随之减轻或消失。当然，脑病也可以与精神科疾病共同存在，需要专科医生进行鉴别。

Part3

第三部分　精神分裂症的治疗

1

精神分裂症的治疗原则是什么？

（1）早期发现，早期治疗。第一次发病是治疗的关键，这是抗精神病药物治疗反应的最佳时期。如能获得及时、合理、有效的治疗，患者恢复社会功能的机会最大，长期的预后也最好。

（2）足剂量、足疗程的全病程用药。分为急性期（6~8周）、巩固期（3~6个月）、维持期（1年以上）三个阶段。应当坚持全病程管理，如果随意停药、减药或漏服药，结果容易复发，反复发作导致治疗的困难。

（3）预防复发原则。精神分裂症是神经发育性疾病，复发风险很高，症状缓解后需要防止复发。

影响精神分裂症预后的关键时期是在精神病前驱期至发病后的前5年。精神功能的损害至此处于平台期，如果处理得当，通常症状不再进一步恶化。因此，这个关键时期坚持正确、合理治疗至关重要。

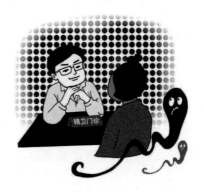

2

精神分裂症的药物治疗策略
　是什么?

　　一旦确定精神分裂症的诊断,<u>应立即开始药</u>物治疗。根据临床综合征的表现,首发患者选择一种第二代药物或第一代药物。药物从小剂量开始逐渐加到有效推荐量,加量速度视药物特性及患者耐受性而定,并保证足量足疗程原则。

　　在治疗期间,认真观察并评定药物的不良反应,并进行积极处理。如果单药疗效仍不满意,考虑两药联合治疗，以化学结构不同、药理作用不尽相同的药物联用比较合适，待达到预期治疗目标后，巩固期病情稳定仍以单一用药为宜，但要因人而异。

急性复发患者，可根据既往用药情况仍采取单一用药的原则。原来有效的药物或剂量继续使用；如果原药物无效而其剂量低于目标治疗剂量时，可增加至目标剂量继续观察；如果已经达治疗剂量仍无效，考虑换用药物，换用另一种结构的第二代药物（包括氯氮平）或第一代药物，尽量单一药物治疗。

3

精神分裂症如何进行药物分期
治疗？

精神分裂症的药物治疗可分为急性期治疗、巩固期治疗、维持期治疗三个阶段。

（1）急性治疗期：精神分裂症急性期是指首发患者和急性复发患者的精神症状严重时期。急性期治疗的目标：①尽快缓解精神分裂症的主要症状，包括阳性症状、阴性症状、激越兴奋、认知功能损害和抑郁焦虑，争取最佳预后；②预防自杀及危害自身或他人的冲动行为。急性期疗程至少6～8周。

（2）巩固治疗期：在急性期的精神症状有效控制之后，患者进入一个相对的病情稳定期，称为巩固期。巩固期治疗目的：①防止已缓解的症状复燃或波动；②巩固疗效；③控制和预防精神分裂症后抑郁和强迫症状，预防自杀；④促进社会功能的恢复；⑤控制和预防长期用药带来的常见药物不良反应，如迟发性运动障碍、闭经、溢乳、体重增加、糖脂代谢异常，心、肝、肾功能损害等。巩固期治疗的药物剂量原则上维持急性期的药物剂量，疗程一般持续3～6个月。

（3）维持治疗期：在症状缓解并巩固治疗后进入第三期，称为维持期。此期治疗目的是预防和延缓精神症状复发，以及改善患者的功能状态。维持期的药物剂量是在病情稳定的基础上，根据患者对疾病的认知和依从性适当减量。减量的目的是减少药物不良反应，增加服药的依从性以及改善医患关系，有利于长期维持治疗。减量宜缓慢，减至原巩固剂量的1/3～1/2。也可以每6个月减少原剂量的20%，直至最低的有效剂量不至于复发。维持期治疗的疗程可根据患者的具体精神状况决定，一般为2～5年。对于有严重自杀企图、暴力行为和攻击性行为病史的患者，反复发作和多次住院患者，维持期的治疗应适当延长甚至终生服药。

4

抗精神病药物的种类有哪些？

目前抗精神病药物分为第一代和第二代抗精神病药物。

（1）第一代抗精神病药物（传统抗精神病药物）：主要作用于中枢多巴胺D2受体。包括：①吩噻嗪类：氯丙嗪、硫利达嗪、奋乃静、氟奋乃静及其长效剂、三氟拉嗪等；②硫杂蒽类：氯普噻吨、氟哌噻吨及其长效剂等；③丁酰苯类如氟哌啶醇；④苯甲酰胺类如舒必利等。其中临床分为高效价药物如奋乃静、氟奋乃静、三氟拉嗪等，低效价药物如氯丙嗪、硫利达嗪等。临床研究及临床实践均证明第一代药物治疗精神分裂症阳性症状如幻觉妄想、兴奋躁动、冲动伤人有效，但也存在用药的局限性和副作用问题。

（2）第二代抗精神病药物（非典型抗精神病药物）：比第一代抗精神病药具有较高的5-羟色胺2A受体的阻断作用。多巴胺受体与5-羟色胺受体的平衡拮抗剂对中脑边缘系统的作用比对纹状体系统作用更具有选择性。它们不但对阳性症状疗效较好，而且对阴性症状、认知症状和情感症状有效；锥体外系症状明显减少。常用的药物：5-羟色胺和多巴胺受体平衡拮抗剂，如利培酮、帕利哌酮、齐拉西酮；多受体作用药物，如氯氮平、奥氮平、喹硫平；选择性多巴胺D2/D3受体拮抗剂，如氨磺必利；多巴胺D2、5-羟色胺1A

受体部分激动剂和5-羟色胺2A受体拮抗剂，如
阿立哌唑。新型抗精神病药物：布南色林、鲁拉
西酮。

5

第一代抗精神病药物有哪些不良反应?

　　传统或第一代抗精神病药物的不良反应,主要是引起锥体外系症状,包括类帕金森综合征、肌张力增高、静坐不能(发生率为60%左右)、迟发性运动障碍(发生率为5%左右),影响患者的社会功能及生活质量,继而影响患者治疗的依从性,从而导致复发,带来不良的预后。氯丙嗪的不良反应主要为过度镇静作用以及中枢和外周的抗胆碱能样作用，明显的心血管反应，如直立性低血压、心动过速、心电图改变，对心、肝、肾、血液等器官系统有毒性作用。氟哌啶醇的主要不良反应为锥体外系运动障碍，其发生率达80%，迟发性运动障碍的发生率较其他抗精神病药高。该药对躯体器官作用较弱，虽无明显降低血压、加快心率的作用，但可引发心脏传导阻滞，偶有猝死。舒必利的主要不良反应为失眠、催乳素水平增高相关障碍，如溢乳和闭经、性功能改变和体重增加。也可出现心电图改变，一过性谷丙转氨酶升高。

6

第一代抗精神病药物有哪些局限性?

（1）改善认知功能有限: 如执行功能、工作记忆、口语、视觉运动、语流、精细运动功能,有时能部分改善某些注意力。但药物的抗胆碱能作用可能会使记忆损害加重。

（2）对阴性症状以及情感症状的改善不明显。

（3）约有30%的患者阳性症状也不能完全

缓解。

（4）引发锥体外系症状和迟发性运动障碍的比例较高，常导致患者不愿意服药，造成反复发作或住院治疗。此外，过度镇静副作用导致白天嗜睡、睡不醒、困倦、不能参加正常学习和工作。

（5）由于服用第一代抗精神病药物的片数过多，患者服药的依从性下降，导致减药、漏服和停药行为，复发率增加。

7

第二代抗精神病药物有哪些不良反应？

（1）锥体外系症状：第二代或新型抗精神病药物比第一代药物的锥体外系副作用少而轻，并且与剂量大小有关。在某些药物治疗大剂量时可能会出现锥体外系症状，如利培酮、齐拉西酮、氨磺必利等，而氯氮平、奥氮平和喹硫平的锥体外系症状发生率较低。

（2）血泌乳素升高导致月经失调、闭经或泌乳、性功能下降，常见于利培酮和氨磺必利等。

（3）心电图QTc延长，主要见于齐拉西酮和舍吲哚。QTc延长可能会发生尖端扭转型室性心动过速，临床一般将QTc＞500毫秒或比基础值增加＞60毫秒预测为有引起尖端扭转型室性心动过速的危险，以及发展为心源性猝死的可能。男性QTc一般不＞450毫秒，女性不＞470毫秒，超于此值应该密切观察，减药或换药。

（4）代谢综合征：肥胖、糖尿病、高血脂、高血压等，以氯氮平和奥氮平影响较大，利培酮与喹硫平次之，齐拉西酮与阿立哌唑较少引起体重变化。

8

如何处理抗精神病药物相关的代谢综合征?

策略一:生活方式干预。对于抗精神病药物引起的体重增加,饮食控制和运动是减重的主要方式,并对代谢并发症和危险因素有积极影响。在体重增加之前,早期进行饮食和运动控制效果越好。

策略二:更换抗精神病药物。对于体重增加

超过基线5%或血脂、血糖参数异常的患者，可以
跟他们和家属协商换用另一种代谢副反应较小的
抗精神病药物。但换药的前提是，防止病情波动
和复发。

策略三：其他药物干预方法。二甲双胍用于
糖尿病的一线治疗，它能够增加胰岛素敏感性以
及外周葡萄糖利用率，抑制食欲。有数据表明，
二甲双胍与抗精神病药物联合使用可以减少肥胖
者的体重增加。

策略四：有代谢综合征家族史和已存在代谢
综合征的患者，初始治疗应该使用引起代谢综合
征较少的药物，如阿立哌唑、布南色林、鲁拉西
酮、齐拉西酮等。

9

肠道菌群与抗精神病药物相关的代谢不良反应有关系吗？

　　抗精神病药物引起的体重增加和认知障碍与肠道菌群之间可能存在关系。抗精神病药物可以改变肠道菌群，引起慢性炎症变化，而肠道菌群在机体能量稳态中发挥着重要作用。在精神分裂症的治疗中，益生元或者益生菌有望作为抗精神病药物的辅助治疗方法，为改善后者的副反应提供广阔的前景：益生菌可以使肠道菌群恢复到正常比例；益生元可以调节肠肽合成，减少低级炎症反应的发生。目前有待解决的问题是，哪类特定的菌群对改善抗精神病药物副反应产生何种特定的益处。

10

电抽搐治疗精神分裂症的适应证与禁忌证是什么？

　　电抽搐治疗对精神分裂症的兴奋躁动、冲动伤人、木僵或亚木僵、拒食拒水、幻觉妄想、自杀行为以及严重的抑郁情绪等有显著疗效。近20年来，早期的抽搐性电休克治疗进行了改良，使用短暂麻醉和肌肉松弛剂，更加安全和易于接受，并减少许多不良反应，称为改良式电抽搐治疗（无抽搐电休克疗法）。无抽搐治疗可减少抽搐发作引起的骨折，但可能增加呼吸抑制的风险。治疗中须有麻醉师在场和呼吸抢救等设备，以备呼吸抑制恢复不好时，进行插管抢救治疗。治疗前应禁食禁水。

有关电抽搐治疗的禁忌证并无一致的意见。但是随着改良方法的应用，电抽搐治疗范围扩大了。一般认为禁忌证有以下几个方面：嗜铬细胞瘤、颅内占位病变、3个月内脑血管意外、其他颅内压增加的疾病、3个月内心肌梗死、3个月内脑外科手术以及腹主动脉瘤患者。心绞痛、充血性心力衰竭、心脏起搏器、青光眼、视网膜剥离、严重骨质疏松、严重骨折、血栓性静脉炎、严重肺部疾病和怀孕是相对禁忌证。

所以对于一些有严重躯体疾病的患者，医生要权衡利弊，决定是否采用电抽搐治疗。如果不积极治疗，带来的意外危险更大。电抽搐治疗急性期为每日一次，以后可延长为隔天一次。疗程视病情而定，一般为6～12次。治疗中需进行心电图、脑电图、肌电图的监测。治疗结束后须有专人看护，观察意识恢复情况，注意观察生命体征变化。

11

行为疗法有哪些？

（1）系统脱敏疗法：适用于焦虑、恐惧和各种原因引起的情景性焦虑和紧张。连续性治疗减轻恐惧、焦虑和敏感性，称为系统脱敏疗法。

（2）满灌疗法：又称冲击疗法，同样适用于焦虑、恐惧的治疗。满灌疗法以现实情景或想象、模拟方式（如录像、幻灯片等）一下子呈现最强烈的恐惧、焦虑刺激（冲击），迅速纠正或消除这种刺激事件引发的恐惧、焦虑反应。在治疗过程中我们不采用松弛技术，也不允许患者回避恐惧和焦虑情景（如采取闭眼睛、堵耳朵、哭喊等），脱敏治疗最好医生、护士在场。久而久之，患者这些恐惧、紧张、焦虑反应自然会减弱或消退。

（3）厌恶疗法：厌恶疗法将不良行为与某种负性刺激结合起来，当症状出现时立即出现一种厌恶性或惩罚性的刺激，从而使患者对不良行为产生厌恶使其逐渐消退。常用的方法有电击、弹拉橡皮筋等物理方法；还有通过想象引起患者痛苦、恶心等厌恶想象方法。厌恶疗法会给患者带来不愉快甚至是痛苦的体验，因此在使用前应向患者解释相关的伦理和不良反应问题，取得患者的理解和配合。对不良行为的改变应随时给予鼓励，同时鼓励患者构建健康行为和良好的生活方式。常用于精神分裂症的奖惩不良行为如不讲卫生、懒散等。

（4）奖励疗法：适用于智残儿童、行为障碍的儿童、精神行为衰退的慢性精神分裂症患者的健康行为的构建。奖励疗法根据操作条件反射的原理，用奖励的方法强化所期望的正性行为。其主要内容是将所期望发生的正性行为，按难易程度规定奖励标准，可用代币、小红星、红花等作为兑换奖励的物品，只要患者出现正性行为就立刻给予奖励强化。奖励可以是物质的，也可以是精神性的，但一定是患者需要和喜欢的。对于患者的负性行为则不鼓励强化，让其积极主动配合，不良行为自然消退。

（5）放松疗法：适用于解除紧张和焦虑等负性情绪，以及保持心态的平衡稳定，在临床护理中常用于解除重症患者的紧张焦虑，也用于个体自我心态调整。具体过程是通过降低肌肉紧张和自主神经兴奋性来减轻焦虑，从而使身心放松。常用的放松训练有渐进性肌肉放松、呼吸放松技术、生物反馈疗法等。我国传统健身项目气功、各种拳操等也可以归入这类治疗方法。

12

如何给患者布置"家庭作业"？

所谓家庭作业，就是让患者在家中练习。因为行为治疗是基于学习理论，即主张通过不断学习纠正不良的行为。给患者布置"行为家庭作业"应遵循以下原则。

（1）循序渐进：逐步给予患者一系列的练习作业，使得患者在处理比较简单的问题时获得信心，最后练习处理较复杂的事物。对于兴趣衰

失、意志活动减退和被动懒散的患者，安排逐级
加量的行为作业，从做最简单的个人卫生料理或
运动锻炼如步行开始，逐步提高患者的主观能动
性，并减轻其自卑心理或无用感。

（2）行为分析：详细了解问题产生的"前因
后果"，分析问题的潜在因素。从身边日常生活
中找到自己该做的事情。可以采用日记或自评方
法记录何时何地的行为表现。对存在的行为问题
的变化进行详细检查和评估后，再制定下一步行
为计划或家庭作业。

（3）实践或练习：行为训练需要强化练习和
持之以恒，才能获得效果。

13

如何进行支持性心理治疗？

支持性心理疗法是一种广义的心理治疗，是临床工作中使用较多的心理治疗方法，为患者提供心理支持为导向。

（1）解释与指导：对患者的支持和指导一定要明确和具体，具有可行性和操作性。

（2）鼓励与安慰：通过语言和非语言等各种方法鼓励患者，帮助患者振作精神、树立信心，提高与疾病斗争和应对危机的能力。针对患者的具体情况，结合生活中的事物和情景，鼓励患者去做身边的力所能及的事情。

（3）保证与支持：治疗者以身边的榜样为例子，明确地讲清楚疾病的治疗过程，使患者客观地认识自己的疾病。支持保证作用能消除患者的疑虑，放弃自己的错误判断，从焦虑、紧张不安的情绪中走出来。以坦诚相待的态度和患者讨论未来，增加患者治疗的信心。

（4）改善环境：对于某些患者来说，不良的生活环境和外在刺激是发病或复发因素。改善不良环境是解决患者心理问题的重要因素之一，特别是帮助患者改善人际关系，促进其与他人的有效沟通。主张活在当下，建立不依赖、自信自立的生活态度。

14

家庭治疗对精神分裂症患者有
什么影响?

　　调查显示,30% ~ 60%的精神分裂症患者与家庭成员生活在一起,家庭对于患者的康复非常重要。这就需要家属给予患者理解与支持。家庭治疗主要是对家属健康教育与解决问题方法相结合,目的是降低家庭内的压力与患者疾病复发的危险。目前开展了多种家庭干预模式,如单个家庭干预、集体家庭干预、家庭危机干预等。有效的家庭干预至少需要6个月，长期的家庭干预（大于9个月）可显示出更为持久的疗效，甚至持续2年或更长时间。

家庭需要做的：①经常与患者沟通，了解思想活动，知道患者想什么、做什么、需要什么；②与患者平等诚恳地交朋友，不要歧视、讽刺、挖苦患者，也不要反复唠叨引起患者的逆反心理；③不要期望值太高或太低，只要患者适当地做些力所能及的事情，手脚、脑动起来就达到康复的目的；④提醒患者按时坚持服药、坚持看医生，了解患者的身心状况，及时与医生沟通汇报患者心身的整体状况；⑤患者有一点进步也要鼓励表扬，提高其自信心，减少耻感和自卑心理，让其像健康人一样步入社会，健康地生活、学习、工作。

15

如何进行社会技能训练？

　　精神分裂症患者特别是以阴性症状或精神衰退为主的患者，常常存在生活能力、人际交往、学习工作能力等社会功能方面的障碍。社会技能训练主要是应用学习理论，改善患者在日常生活、就业、娱乐休闲、交往等方面的问题，提高或重建他们的社会技能。社会技能训练的基本模式，也叫运动技能模式，是把复杂的社会问题分解为几个简单的部分，治疗师反复讲解、演练以及角色扮演。实践证实基本模式对改善社会技能有效。社会问题解决模式包括几方面的问题解决，如药物管理、症状处理、娱乐消遣、沟通交流、自我照料等。国外研究发现，问题解决模式可以改善患者的社会适应性、独立生活能力。

16

职业康复训练对患者有什么作用？

由于社会歧视和功能损害等原因，精神分裂症患者的就业率低于20%（拥有稳定的社会工作，而不是就业于康复机构）。传统的职业康复模式（训练与安置职业模式）可以促进患者适应社区或工厂工作，但获得社会稳定工作的效果不明显。安置与训练模式的重点是尽最大可能支持患者就业。支持性就业训练对患者疾病康复具有促进作用，在增强自信、提高生活质量与预防复发方面有所助益。

17

认知矫正疗法有哪些?

认知功能障碍也是精神分裂症的核心症状,常见的是记忆、注意、问题解决与执行功能障碍。认知功能的改善可以使患者生活质量提高,也可以增加其他心理社会干预的效果,获得更好的功能结局。精神分裂症的认知矫正治疗包括以下方法。

(1)认知增强治疗:包括两种形式的训练,

即记忆、注意及问题解决能力的训练和小组形式
的社会认知训练。

（2）神经认知增强治疗：与认知增强治疗相
似，还包括工作能力的康复。

（3）个体执行功能训练：包括认知适应性、
工作记忆及计划性三方面的矫正训练。

（4）计算机认知矫正治疗（CCRT）：基于
计算机的认知训练，在计算机上进行持续、广泛
改善认知过程的行为干预方法，包括认知转换、
记忆、计划和社会认知等多个模块的训练。

（5）其他一些认知康复技术。许多研究证
实，认知康复治疗可以改善精神分裂症患者认知
功能，增强患者自信心，提高日常生活和学习、
工作能力。

18

什么是积极性社区治疗?

　　积极性社区治疗是由精神科医生、护士、社会工作者和职业治疗师等组成多学科团队,提供治疗、康复和心理支持性活动。与一般的精神卫生服务相比,积极性社区治疗有几个特点:治疗是在社区进行,强调团队服务,提供整体服务项目(包括用药、居住、生活费用以及与个人生活相关的方面)。与一般社区服务相比,积极性社区治疗降低了患者的住院次数与住院天数,增加了其社区居住的稳定性，可以大大改善精神症状，提高生活质量和社会适应能力。目前这项治疗开展的较少，需要广泛深入地建设和完善组织和机构。

19

什么是综合干预？

综合干预是为（首发）精神分裂症患者提供专业化、住院或门诊综合干预服务，重点在于症状控制与功能恢复。早期精神障碍预防与干预倡导综合干预模式，包括：一个流动性评估与治疗小组；一个16张床的住院部；住院与门诊患者的个案管理；个体、小组与家庭治疗；药物治疗（重点强调低剂量的一线新型抗精神病药及对难治性症状的治疗）。一项采用综合治疗方法的多中心研究显示（包括低剂量的新型抗精神病药物、积极性社区治疗、家庭心理健康教育和社会技能训练），与标准化治疗相比，综合干预提高了精神分裂症患者的良好临床结局、功能恢复及治疗依从性，在随访1年与2年均显示一致良好的功能结局。

20

妊娠患者可以使用抗精神病药吗?

　　流行病学调查提示，妊娠女性使用抗精神病药物的频率在不断增加。然而孕期使用抗精神病药物缺乏足够的安全性证据，是否使用抗精神病药物治疗仍然存有争议。我国国家药品监督管理局以及美国食品药品监督管理局等至今没有批准任何抗精神病药物在孕期使用，抗精神病药物的胚胎毒性作用不能排除。目前有限的研究数据提示，孕期使用某些抗精神病药物可能对子代远期神经发育有潜在的不良影响。然而，临床实践中，如果中断药物治疗，疾病复发的风险大大增加，精神病性障碍对孕妇及胎儿也有不良影响。这就需要医生权衡利弊，在与家属和患者共同协商和他们知情同意的情况下，尽量减少药物暴露相关的胎儿发育风险。

21

精神分裂症患者可以结婚吗？

　　大多数精神分裂症发生在青壮年，正值恋爱、结婚、生子的时期。那么，确诊为精神分裂症后，还能结婚吗？很多患者和家属都有这样的顾虑：担心精神疾病有遗传性。首先，从伦理和法律上讲，精神疾病患者有权利结婚和生育。其次，从遗传的角度来看，精神分裂症属于复杂遗传疾病，其发生与多个基因以及环境因素之间的交互复杂作用有关，而不是单一遗传基因所决定的。另外，从治疗的角度来说，以目前的医学水平，我们可以科学地进行评估和预防。患者目前是否适合结婚和怀孕，应根据患者当前的精神状态来决定。如果在疾病发作期，则不建议结婚和妊娠。

22

吸烟影响抗精神病药物疗效吗？

吸烟可降低以下药物的血药浓度：氯丙嗪、氟奋乃静、氟哌啶醇、氯氮平、奥氮平等。对于吸烟量较大的患者，尽量选择血药浓度不受吸烟影响或者影响较小的药物；若吸烟量发生剧烈变化，如入院后吸烟受限或者突然戒烟，可酌情调整药物剂量，以免引起药物中毒。建议服用精神科药物期间的吸烟者及时检测血药浓度，如果药物达到足量足疗程治疗效果仍不佳，应考虑烟草对血药浓度的影响。

23

如何选择合适的抗精神病药物？

通常医生会根据患者的个体情况，如年龄、性别、体重、躯体疾病、家族遗传史、临床特征、既往用药等情况，再结合循证医学和医生的经验制定一个整合治疗方案。目前也可以根据药物基因组学选择相对精准的药物，减少试错治疗方式。通过相对快速精准的选择，获得疗效好、安全性高的药物。

24

患精神分裂症可怕吗？

精神分裂症这个疾病并不可怕，可怕的是对本病不认识，掩盖病情，误诊误治，甚至采用迷信手段和巫医治疗。目前治疗手段在不断进步，如药物治疗、心理行为疗法和物理疗法等更安全、更有效的治疗手段不断涌现。70%的精神分裂症患者在规律系统治疗后可以实现好转和痊愈，回归社会和正常生活。

25

抗精神病药物会对大脑产生
不好的影响吗？

　　首先可以肯定的是，吃抗精神病药物不会变傻。有些患者服用药物后出现一些副作用，如精神运动反应缓慢，表情不灵活、眼睛发直、四肢僵硬、震颤、呆板等，让大家误认为吃药影响了大脑功能。实际上，药物副作用通过停药、换药或减量后都可以缓解，它们仅仅是用药过程中的暂时现象，而并非大脑功能损害；坚持药物治疗不但可以预防疾病复发，还可以减少大脑功能的损害。

26

症状稳定或消失了，还需服药吗？

精神分裂症病因复杂，目前仍不十分清楚，现有的治疗只是对症治疗，而不是对因治疗。因此，并不是症状消失就是"病好了"，还需要恢复社会功能。急性症状控制后的患者仍需巩固疗效，维持治疗，首发患者1年以上，反复发作患者坚持治疗3～5年甚至终生。目的是减少复发，像健康人一样生活。减药、停药需因人而异，因病而异，必须咨询专科医生，协商并评估病情能否停止药物治疗，切记遵循医生的嘱托。

27

长期坚持用药，还需复诊调药吗？

　　维持用药的品种和治疗剂量需要个体化，所以患者需要按时复诊。目的是及时反馈患者的信息，如症状是否存在，有无服药的副作用，精神状态的稳定性，饮食、睡眠、大小便、月经、运动、生活规律性，是否恢复上学上班，生活料理情况等。患者和家属应当做好服药感受和心身变化的记录，在与医生复诊沟通过程中做到主动咨询、积极反馈和配合治疗。医生应鼓励患者坚持服药，强调服药的必要性和依从性益处，让患者保持与家庭和社会的接触，减少依赖性，锻炼独立生活的能力，为回归社会奠定基础。

28

服用抗精神病药变胖是药物含有激素吗?

服用抗精神病药物治疗后，体重逐渐增加，有些患者和家属猜测：是不是抗精神病药有激素才导致发胖？事实上并非如此。

（1）药物导致肥胖的可能原因：刺激食欲增加，睡眠和卧床过多，缺乏消耗能量的运动。体重增加现象常见于年轻的首发患者，特别是第一次服用抗精神病药物者。有研究报告显示，37%～86%的首发精神分裂症患者在治疗第一年体重增加＞7%。体重增加可能是由于药物作用于5-羟色胺、组胺、多巴胺、毒蕈碱等相应的受体，在改善精神病症状的同时会增加食欲和睡眠，食物的摄入量增加加上缺乏有氧运动会引起肥胖。所以发胖并非药物的激素作用。

（2）其他肥胖原因：患者体重增加并不只是单纯抗精神病药物的影响，如不健康的饮食、缺乏锻炼、遗传因素、某种疾病和代谢功能紊乱等，都可能是发胖的原因。

29

服用抗精神病药变胖了怎么办?

长期肥胖危害身体健康,减肥就在当下!

患者朋友可以通过下列几项措施进行肥胖管理。

(1)按时监测体重和BMI指数,做好日常的体重管理,当体重指数BMI＜25时,可有效降低患心血管疾病风险35%～55%。

(2)合理膳食,避免高糖、高脂食物和有色饮料的摄入。

（3）进行适度的体育锻炼，例如每天步行30分钟，6000～10000步，坚持锻炼不松懈。

（4）在临床用药方面，可与医生讨论治疗的需求，更换体重增加风险较低的抗精神病药物，如阿立哌唑、布南色林、鲁拉西酮等，但换药要注意临床症状的稳定性，病情不要复燃。

（5）二甲双胍是降血糖药物，同时具有减轻体重的效果，患者及家属与医生沟通并进行评估，如果适合预防性用药，不妨一试。

30

治疗精神分裂症的药物剂型有几种?

（1）口服片剂：抗精神病药通常的给药形式是口服片剂，大多数是每天服一次，有些药物需要每天服两次或三次。一些抗精神病药因为有特殊的药理学结构，需要特定的服用方式，如在正餐时服用或饭后服用，因为正餐里的脂肪可以增加药物的吸收，增加生物利用度。而某些抗精神病药可以随时服用。具体服药办法需咨询主治医生，严格遵照医嘱服用。

（2）口崩片：有些患者因不承认自己有病，也就是说无自知力而不愿意服药。他们会将药藏在舌下或口腔两侧，俗称"藏药"，然后再伺机吐掉。针对这种情况，目前将抗精神病药剂型改为可以快速崩解的制剂——口崩片，这意味着如果患者将药片放到嘴里，药物会马上融化吸收。另外，外出没水时也能含化药物，方便而不影响治疗。

（3）口服液：很多抗精神病药也有口服液制剂，适用于有吞咽困难和不合作的患者，同时也适用于不愿意服药的"藏药"患者。其优点是可进行剂量的精准调试，如老年、儿童或副作用明显者，可用0.2毫升或0.5毫升不等进行加减调试剂量。

（4）长效针剂：目前有长效抗精神病药物注射剂，如帕利哌酮长效针剂，常用的是每月一针和每三月一针的长效针剂。抗精神病药的肌注适用人群：无自知力而拒绝服药的患者；首发患者；因停药、断药、漏服药复发住院患者；高功能患者如学生、白领阶层人员等。使用抗精神病药长效针剂的患者，症状复发率和再住院率减少30%～50%，值得选用。

31

为什么药物应联合心理行为治疗和康复治疗?

精神分裂症的治疗手段包括药物治疗、心理行为治疗和康复治疗等。当病情稳定后,应积极进行各种心理行为治疗和职业、人际康复治疗,帮助患者恢复自知力,即对疾病的认识和理解。社会功能恢复训练包括专业技能训练和社交能力的训练,防止精神衰退。心理行为治疗和康复治疗可解决药物治疗所不能解决的问题,是整合治疗措施中的重要方式，它可帮助患者改变歪曲的认知和不良行为，提高生活质量和幸福指数。切记，长期坚持行为康复治疗的效果更明显。

32

精神分裂症复发有哪些原因?

　　精神分裂症复发的危险因素有很多: 阳性家族史; 反复发作和住院治疗史; 药物治疗中断或不坚持药物治疗; 家庭支持差, 歧视和忽视患者; 患者自知力缺失等。其中复发的主要原因是停药或自行减药、中断药物治疗, 这类病人复发风险是持续药物治疗者的5倍, 持续用药的患者1年内复发率仅10%~20%左右。说明坚持服药是预防复发的主要措施之一。坚持看医生, 定期复诊是防止复发的良策。

33

精神分裂症复发有哪些危害？

（1）损害大脑功能：反复发作会导致大脑灰质细胞丢失和凋亡，大脑功能进一步受损，患者的认知功能逐步退化。

（2）加重经济负担：反复发作造成多次住院，增加病人家庭的经济负担。

（3）延缓症状改善：复发次数越多，症状缓解的时间越长，治疗效果越差。

（4）功能损害严重：上述状况存在越多，患者的社会功能损害越明显，如职业功能、社交能力、生活自理能力、娱乐消遣能力，最终导致精神衰退或精神残疾。

34

如何预防精神分裂症复发？

坚持药物治疗，定期看门诊；家庭支持和关爱，多支持、多鼓励；康复或功能训练，制定计划，每天有事做，如日常生活训练、家庭生活料理、体育锻炼和娱乐活动、社交活动或社交技能训练等。

（1）定期复诊：出院后一周或两周门诊复查，在精神科医生的指导下，提供必要的心理支持服务，提高患者服药的依从性，预防疾病复发。

（2）识别复发早期症状：精神分裂症的复发往往不会突然发生，一般在出现显著的临床症状之前，可能会出现一些早期症状，如失眠、情绪不稳定、懒散、不讲卫生、独居、不爱说话、自言自语、敏感多疑等。

上述发现对于早期治疗预防复发具有现实意义。如果不按时或坚持服药致反复发作，可以选用长效抗精神病针剂治疗。

精神分裂症的康复与护理

1

心理健康的标准是什么?

心理健康的标准为以下几点。

（1）有适度的安全感，有自尊心，对自我的成就有价值感。

（2）适度地自我批评，不过分夸耀自己也不过分苛责自己。

（3）在日常生活中，具有适度的主动性，不为环境所左右。有个人的独立见解，有判断是非的标准。

（4）理智、现实、客观，与现实有良好的接触，能容忍生活中挫折的打击，无过度的幻想。

（5）适度地接受个人的需要，并具有满足此种需要的能力。

（6）有自知之明，了解自己的动机和目的，并对自己的能力作出客观的评价。

（7）保持人格的完整与和谐性，个人的价值观能适应社会的标准，对自己的工作能集中注意力。

（8）有切合实际的生活目标。

（9）具有从经验中学习的能力，适应环境并能改变自己。

（10）有良好的人际关系，有爱人的能力和被爱的能力。

（11）社会功能完好，生活起居、学习工作、人际交往、兴趣爱好能相对独立地完成。

2

精神分裂症患者如何自我调节?

（1）有宽广的心胸和积极向上的生活态度:凡事不要过分计较个人得失,不要将自己的生活目标定得过高,要有一颗平常心,能将功名利禄全抛下,踏踏实实做人,安安静静生活,做到知足常乐。

（2）有健康快乐的生活环境:俗话说"病由心生",特别是精神问题与个人的情绪、性格、处境等息息相关。为减少精神分裂症发病或复发，应该尽量创造一个宽松的家庭环境。不要对自己和家人过分苛求或期望值过高，使其背上过于沉重的思想负担，"欲速则不达"。上述问题与发病有着密切的关系。

（3）如果发现自己有了不健康的心理，不能自行调节和处理，应及早找心理医生进行分析和讨论。不要等到精神障碍严重了才到医院治疗，否则延误病情导致治疗困难。

3

食疗或中药能起到精神保健作用吗?

可以，以下提供一些中药食疗保健方。

（1）百合60克，加水3碗，煎至2碗；然后取鸡蛋2个，蛋黄搅烂，倒入百合汤中拌匀；文火煮，再加白糖或冰糖适量调味。1日内分2次服食。适用于精神分裂症情绪焦虑、多言善惊、烦躁不眠者。

（2）枸杞子280克，猪心1个，洗净，切成小块；一同放入油锅内炒熟，加食盐、味精调味。适用于精神分裂症烦躁不眠、心悸易惊者。

（3）石菖蒲10克，猪心1个，切开洗净；加水适量，放炖盅内隔水炖熟，加精盐调味，饮汤食猪心。适用于精神分裂症情感淡漠、目瞪如愚、傻笑自语者。

（4）莲心3克，研末，大枣10枚煎汤送服。每日1次，饭后服。适用于精神分裂症情绪焦虑、时而躁狂者。

（5）生萝卜200克，洗净切丝，浇上香麻油，加精盐、味精少许，拌匀。分次服食，1日内食毕，连日服。适用于精神分裂症躁狂、多怒伴大便秘结者。

（6）苦瓜300克，切丝，加清水急火烧沸，换汤出苦味；瘦猪肉150克，切片，油煸后，入苦瓜丝同炒，调味食用。适用于精神分裂症狂暴无知、便秘溲赤者。

（7）黑木耳30克，用水浸泡发开，加豆腐300克，核桃7个（去皮），用水炖熟，连汤服食。适用于精神分裂症形瘦面红、五心烦热、大便干结者。

切记，以上食疗须在使用精神药物的基础上对症治疗。

4

如何防止精神分裂症患者自杀？

（1）掌握患者的自杀特点：患者在精神病症状的支配下或抑郁情绪的影响下会产生自杀意念和行为，应密切观察，不要误认为这类患者不会自杀。特别在疾病发作严重期和恢复期更容易发生自杀事件。

（2）加强生活管理和督促：协助患者料理好个人生活，清洁整齐。振作精神，提升患者的自信。自责的患者常用指甲抓破皮肤，应及时修剪指甲。有的患者天气很冷穿单衣或以挨冻的方式来惩罚自己，我们应积极引导并给予心理行为治疗。

（3）观察患者的情绪变化：清晨时患者的抑郁情绪较重，所以清晨破晓时易发生意外事件，特别在精神症状的支配下更易发生。护理人员和家庭成员应密切观察病情，防止意外事件的发生。

（4）识别病情的变化：当患者病情较稳定时情绪突然出现变化，一反常态，此时要警惕患者的一言一行。观察患者语言和行为有无消极表现，医生应询问家属的看法和评价，告知警惕患者的自杀问题。

（5）增加防范措施：如果发现患者精神症状严重，情绪低落、伤心绝望或焦虑紧张，应特别关注。夜间不要让患者蒙头睡觉，多巡视患者，观察其入睡情况。检查患者及患者床单位有无危险物品或遗书。每次服药后检查口腔，严防患者藏药后一次性吞服自杀。

5

如何防止精神分裂症患者复发?

（1）坚持药物治疗（口服药或者长效针剂）。

（2）坚持定期门诊复查。

（3）找到诱发因素加以解决。

（4）发现复发的先兆及时处理，及时咨询主治医生。

（5）尽量参加工作和集体活动，培养新的兴趣爱好，体现自我价值感，增加自信和独立生活的能力。

（6）定期进行心理行为治疗，解决现实的疑惑及面对的困难和挫折。

6

如何减少精神问题的发生？

（1）休息：充足的休息可以使人拥有好的心情，精神振奋，有效缓解心身疲劳。

（2）运动：运动出汗可以释放体内毒素，消减压力，让人感到身心轻松。

（3）唱歌：大声唱歌可以释放心中压抑的想法。与朋友一起唱歌，互动情绪，有效转移压力，放松心情。

（4）音乐：舒缓的音乐可以使人心情平静，

压力也会在不知不觉中消失。选自己喜欢的音乐来听，冥想，乐在其中。

（5）倾诉：日常生活中应多与亲友沟通交流，排解不良想法和情绪。很多精神心理问题都是过度压抑积累的结果。所以，当心里有不愉快的事情时，应该及时倾诉，减少压抑的情绪，缓解心中纠结和压力。

（6）旅游：置身于优美的大自然中，呼吸着新鲜空气，使人忘记很多烦恼，心情得到平静。但不宜远行，减少不必要的过度疲劳，不然适得其反。

7

精神分裂症患者的日常生活如何 护理?

（1）起居的护理：协助患者料理个人卫生，保持床单整洁干燥。根据天气变化给患者及时增添衣物，防止受凉。对行为退缩、生活懒散者，督促并协助洗刷、定时更衣、沐浴；做好晨晚间的洗漱护理。

（2）拒食患者的护理：针对拒食原因作相应处理，如有被害妄想怀疑饭菜有毒的患者，可由工作人员或家属尝食以消除患者的疑虑，或集体用膳任其自选一份；对有罪恶妄想认为不该进食的患者，应耐心进行劝说，或将饭菜混拌让其安心进餐；对有命令性幻听而拒食的患者，可设法分散其注意力并督促进食；对兴奋躁动的患者，应令其单独进食，狼吞虎咽易发生噎食；对木僵或运动障碍（如肌张力增高）患者，由护理人员协助进食，给予半流或易消化食物，以防吞咽困难呛咳或异物窒息，必要时给予鼻饲或静脉输液以保证足够的水电解质平衡。

（3）进食的护理：对不知饥饱、暴饮暴食的患者，应节制饮食；对抢食和贪食患者，应给予不含鱼刺、骨头的食物，并劝其细嚼慢咽，防止噎食；对精神衰退的患者，应加强管理，防止摄入不洁之物。

（4）失眠的护理：对失眠的患者，应了解失眠的原因。如因精神症状所致，可调整药物剂量或临时给予适当的催眠药，并给予心理安抚等；避免噪声、强光、睡前过度兴奋等刺激，为患者入睡提供良好的条件。

（5）睡眠倒错的护理：对睡眠倒错的患者，应减少白天卧床时间，组织其参加力所能及的活动，建立规律性的定时入睡和起床时间，保证其夜间有充分的睡眠。

8

伴有幻听的精神分裂症患者如何
　护理?

幻觉可以支配患者的情绪和行为，可能出现自伤自杀、冲动攻击、伤人毁物等危险行为。具体护理措施如下。

（1）从患者的言行中了解幻觉发生的时间、频率、内容、规律性，对存在危险行为的患者应安置在重症监护室，并专人护理。

（2）患者谈及幻听内容时，护理人员应认真倾听，给予同情和安慰，如用温和的语气告诉患者："我相信你的确听到了这些声音，这是病理性思维和知觉，不要担心和害怕，这样的感觉一定让你不舒服，这种情况会好起来的。"这样的安慰和解释使患者感受到被关心、理解和信任，从而愿意接受和配合治疗。

（3）在幻听中断期间，应向患者讲解幻觉是非现实的，属于病理性知觉。改变其认知和行为。

（4）当患者病情稳定，自知力逐渐恢复时，帮助其认识幻听症状，并教导其如何自我调整和认识幻觉。如在幻听出现时，教其做一些感兴趣的事（简单的手工劳动、听音乐、读书、打球等），转移注意力，或寻求医护人员的帮助。

9

兴奋躁动的精神分裂症患者如何护理？

（1）预防兴奋躁动的发生：避免给患者不良刺激，护理人员的态度要和蔼耐心，与患者建立良好医护联盟关系，尊重患者的意愿和要求。

（2）密切观察病情变化：发现兴奋躁动征兆时应报告医生及时处理，防止突发事件。

（3）避免因兴奋躁动导致伤己伤人：根据具体情况给予言语安慰，无效者可适当给予保护性约束，一般不超过15分钟，以防止意外的发生。